# QUELQUES MOTS



SUR

# LA PUSTULE MALIGNE.

*Tribu~ académique*

PRÉSENTÉ ET PUBLIQUEMENT SOUTENU
A LA FACULTÉ DE MÉDECINE DE MONTPELLIER,
LE **31** DÉCEMBRE **1836**,

PAR

## JOSEPH KOZARYN,

né à WILNA (Pologne),

Sous-aide-major de l'armée polonaise,

### Pour obtenir le Grade de Docteur en Médecine.

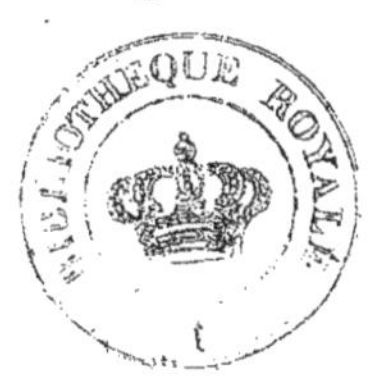

On peut exiger beaucoup de celui qui devient auteur pour
acquérir de la gloire, ou pour un motif d'intérêt ; mais celui
qui n'écrit que pour satisfaire à un devoir dont il ne peut se
dispenser, à une obligation qui lui est imposée, a, sans doute,
un grand droit à l'indulgence de ses lecteurs.
LA BRUYÈRE.

## MONTPELLIER,

JEAN MARTEL AÎNÉ, IMPRIMEUR DE LA FACULTÉ DE MÉDECINE,
rue de la Préfecture, 10.

## 1836.

# QUELQUES MOTS

## SUR

# LA PUSTULE MALIGNE.

La pustule maligne (feu persique, puce maligne, bouton malin, charbon malin) est une maladie de nature gangréneuse, affectant la peau et le tissu cellulaire sous-jacent. Dès le commencement, elle se présente sous l'aspect d'une petite tache, qui ressemble beaucoup à la morsure d'une puce, ou à la piqûre légère d'un insecte ; ensuite on voit une vésicule séreuse, à base livide, placée sur une tumeur dure, circonscrite par une auréole violacée, qui est bientôt frappée de gangrène à sérosité roussâtre. La petitesse, la contraction du pouls, la prostration des forces, accompagnent les dernières périodes de cette maladie, qui abandonnée à elle-même se termine ordinairement d'une manière aussi prompte que funeste. — La pustule maligne a été confondue avec le charbon par les anciens. MM. Enaux et Chaussier en ont établi la différence basée sur la diversité de leurs symptômes ; ainsi, dans l'une (le charbon), les symptômes généraux précèdent ordinairement la formation de la tumeur ; tandis que dans l'autre (la pustule maligne), la cause est toujours externe et locale, et la tumeur est non-seulement le premier symptôme apparent, mais encore celui d'où dépend le développement de tous les autres.

On a remarqué que la pustule maligne était très-commune dans le pays où l'on élève beaucoup de bestiaux ; et, en effet, on l'observe le plus fréquemment dans les lieux et pendant les saisons où il y a des animaux affectés du charbon.

C'est pendant des années chaudes et humides, lorsque les pâturages ont été submergés par le débordement des rivières, lorsque les foins sont rouillés, chargés d'insectes pourris, de renoncules et d'autres végétaux malfaisants, qu'on voit se développer chez les bœufs, les moutons, etc., une fièvre gangréneuse très-aiguë, qui les fait périr en peu de temps, quelquefois sans qu'il paraisse aucun symptôme extérieur; mais d'autres fois on voit sur différentes parties de leur corps des charbons plus ou moins volumineux, ou bien on trouve leurs viscères affectés de gangrène. Dans tous ces cas, le contact de ces animaux devient pour l'homme la cause déterminante de la maladie dont nous nous occupons. La pustule maligne est donc toujours pour l'homme une maladie accidentelle et communiquée. Pour mettre cette vérité hors de doute, il me suffira de faire remarquer, avec le célèbre Chaussier : 1° qu'elle attaque le plus souvent les laboureurs, les bouchers, les vétérinaires, les marchands, les écarrisseurs, etc., en un mot, ceux qui touchent, soignent les bestiaux, manient les peaux, lavent les laines, etc. ; 2° qu'elle se remarque constamment sur les parties qui sont habituellement découvertes, et exposées par cela même à l'impression d'un agent extérieur : aussi cette maladie siège au cou, au visage, aux mains ; 3° qu'elle commence toujours par la superficie des téguments, s'étend successivement dans toute l'épaisseur de la peau et dans le tissu cellulaire sous-jacent, et se propage ainsi du dehors au-dedans ; 4° que la pustule maligne n'est jamais plus fréquente que dans les années où les bestiaux sont attaqués de maladies aiguës de mauvais caractère, ou de quelque éruption charbonneuse (1). C'est en été, en automne, lors de la tonte des moutons, qu'on la voit le plus ordinairement ; cependant on l'observe indistinctement dans toutes les saisons. Lorsqu'il y a quelque cause de contagion, on a vu, dans les froids les plus rigoureux, des personnes attaquées de la pustule maligne

_______________

(1) J'ai eu l'occasion d'observer dans mon pays trois cas de la pustule mali... peudant l'épizootie en 1827.

après avoir manié des laines , des cuirs d'animaux , quoique morts depuis long-temps.

Cette maladie peut se contracter de différentes manières. La plus commune est le contact des poils , du sang , de la salive , des chairs , des dépouilles d'un animal attaqué ou mort d'une affection charbonneuse. Les habitants de certains pays , qui ont l'habitude de fouiller leurs bestiaux affectés du *feu ,* pour extraire du rectum les excréments durcis , ou pour y faire avec leurs ongles une espèce de saignée locale , s'inoculent souvent cette maladie.

La pustule maligne survient très-souvent à la suite des piqûres d'insectes qui se sont reposés sur les cadavres des animaux en putréfaction , morts après être attaqués du charbon ou de toute autre affection gangréneuse. Les bœufs qui ont fait de grandes routes , qui ont été surmenés , mal nourris , sont atteints d'une maladie qui leur enlève leurs forces , qui fait perdre le polis de leur poil ; ils ont les yeux injectés , la respiration brûlante , etc. ; et dans cet état, ils peuvent communiquer la pustule maligne aux personnes qui les touchent. On a remarqué que la chair de ces animaux, après la coction , donne rarement lieu à cette maladie. La science possède un assez bon nombre d'observations à l'appui de ce fait.

On trouve dans les opuscules de Morand l'histoire de deux bouchers de l'Hôtel des Invalides , qui furent affectés de pustule maligne à la face , pour avoir tué et dépecé deux bœufs qui avaient paru parfaitement sains. La viande fut consommée à l'hospice des Invalides , et personne n'en fut incommodé.

M. le professeur Boyer, dans son *Traité des maladies chirurgicales (tom.* 2) , rapporte que trois bouchers et la femme de l'un deux achetèrent à Mont-Rouge , près de Paris , un bœuf mort du charbon , qui fut divisé en morceaux et introduit furtivement dans la capitale. Cette viande fut vendue à Paris , et les personnes qui en mangèrent n'en furent point incommodées ; mais au bout de deux ou trois jours , deux des trois bouchers furent attaqués de la pustule maligne. Cette maladie se manifesta entre le menton et l'angle de la mâchoire , et ils périrent tous les deux en trois jours.

La femme fut infectée, presque en même temps, de la même maladie. Chez elle, la pustule se manifesta à la partie supérieure du cou, sous la base de la mâchoire inférieure, et fit des progrès rapides. MM. Boyer et Larrey ayant été appelés firent des scarrifications sur la partie gangrenée, et administrèrent à l'intérieur des fortifiants ; la guérison ne tarda pas à être complète. Chez le troisième boucher, la pustule maligne se déclara à la partie moyenne de la joue droite ; on appliqua la pierre à cautère, et le malade fut promptement rendu à la santé.

Si, dans les cas que je viens de rapporter, la viande de ces animaux introduite dans l'estomac n'a produit aucun accident fâcheux, il en est d'autres au contraire où elle a donné lieu à des gangrènes internes.

Il paraîtrait, d'après les observations de MM. Enaux et Chaussier, que le vice charbonneux est moins actif, porté dans les poumons par l'acte de la respiration, que lorsqu'il est introduit dans les voies alimentaires. Dans ces cas, il a donné naissance, tantôt à une fièvre maligne qui s'est terminée par des évacuations très-fétides et des taches gangréneuses à la peau ; tantôt la nature, après des efforts réitérés, a rassemblé en quelque sorte le virus, dispersé dans l'économie animale, pour le déposer sur quelque partie extérieure où il a produit des charbons ou des dépôts gangréneux.

Cela tient sans doute à ce que la cause délétère qui s'exhale du corps des animaux malades est absorbée en quantité moins grande que dans les circonstances où elle est immédiatement appliquée sur un organe.

CAUSES. Il résulte de ce qui précède, que la pustule maligne est toujours l'effet d'un virus particulier introduit dans l'économie animale, soit par simple contact, soit par inoculation, etc. On ne peut donc assigner à cette maladie qu'une seule cause, identique dans tous les cas.

SYMPTÔMES ET MARCHE. La plupart des auteurs divisent la marche de la pustule maligne en quatre périodes : division qui sans doute n'est pas toujours bien rigoureusement tracée par la nature, mais qui est d'une utilité incontestable pour en donner une description claire, et en même temps pour bien faire apprécier les symptômes et le progrès du mal ; et c'est pour ces raisons que nous l'adopterons ainsi.

*Première période.* On remarque, comme nous avons dit, sur la peau un petit point rouge obscur, assez semblable à la morsure d'une puce. Le malade ne ressent d'abord qu'une légère démangeaison , un picotement qui ne tarde pas à disparaître. Une très-petite vésicule remplie d'un fluide séreux s'élève sur la peau ; la démangeaison revient et devient de plus en plus forte ; le malade , en se grattant , déchire la vésicule, d'ou s'écoulent quelques gouttes d'une sérosité roussâtre : alors la démangeaison cesse ordinairement pendant quelques heures. Cette première période, caractérisée par la vésicule et la démangeaison, dure vingt-quatre ou trente-six heures ; cependant il n'est pas rare de la voir durer beaucoup moins.

*Seconde période.* Le virus, jusque-là borné au tissu superficiel de la peau , pénètre de plus en plus dans toute son épaisseur. On aperçoit un petit tubercule dur, rénitent, parfaitement circonscrit ; il est saillant , déprimé , mobile, du volume d'une lentille. La peau n'est point encore altérée ; elle est seulement, dans le centre et sous la vésicule , d'une couleur citronnée ou livide.

A cette époque, la démangeaison revient plus vive et plus fréquente ; le malade éprouve un sentiment de chaleur, de cuisson , d'érosion ; alors le tissu de la peau s'engorge, la surface paraît tendue , luisante, l'épiderme se boursouffle et forme une auréole plus ou moins étendue et saillante ; elle est tantôt pâle , tantôt rougeâtre et livide , tantôt orangée , ou nuancée de différentes couleurs. L'auréole est parsemée de petites phlyctènes qui contiennent une sérosité roussâtre et acrimonieuse. Il ne reste plus alors aucun doute sur le caractère de la maladie. Le tubercule contracté change de couleur ; il devient brunâtre , dur, insensible : c'est un point gangréneux. Cette seconde période est caractérisée par le tubercule, l'auréole , la fréquence et la vivacité des démangeaisons. C'est ordinairement à cette époque que les malades se décident à réclamer les secours de l'art.

*Troisième période.* Le virus ne borne pas son action à la peau , il pénètre dans le tissu cellulaire sous-cutané ; le point gangréneux a fait des progrès et paraît s'élargir en tous sens ; il prend une couleur brune foncée, il n'est plus mobile ; l'auréole vésiculaire s'agrandit, de nouvelles phlyctènes se développent. L'auréole forme un tubercule saillant, dans lequel l'escarre paraît enfoncée ; le tissu cellulaire se gonfle, l'engorgement présente un caractère particulier, il n'est ni inflammatoire ni œdémateux, il participe de l'emphysème ; la peau est tendue, luisante ; les ganglions lymphatiques placés entre la maladie et le cœur s'engorgent et deviennent douloureux ; le malade éprouve un sentiment de stupeur, d'engourdissement, de pesanteur ; souvent aussi il y a une sensation d'étranglement, comme si la partie était fortement serrée avec une corde. La durée de cette période n'est pas plus constante que celle des deux précédentes ; quelquefois on ne l'a vue durer que deux heures.

*Quatrième période.* La maladie semble devenir générale ; l'engorgement est énorme ; la gangrène pénètre profondément. Bientôt on voit se développer les symptômes d'une fièvre ataxique ou adynamique du plus mauvais caractère ; le malade éprouve du malaise, des anxiétés, des faiblesses, des défaillances ; le pouls est petit, accéléré, inégal ; la respiration est pénible et fréquente ; la peau est sèche, âcre au toucher ; l'urine rare, rouge, épaisse, briquetée ; la langue est aride, brunâtre, sèche, la soif inextinguible ; très-souvent constipation, quelquefois diarrhée colliquative ; douleurs à la région épigastrique ; il survient du délire, des hémorrhagies ; tous les accidents locaux augmentent d'intensité, et le malade ne tarde pas à succomber ; son cadavre exhale l'odeur la plus fétide. Les différentes périodes de la pustule maligne n'offrent pas toujours des caractères aussi tranchés, aussi distinctifs que ceux que je viens de présenter ; il en est de même pour sa marche, qui est loin d'être constamment aussi régulière. En effet, il arrive souvent que cette maladie marche avec une rapidité telle, que les quatre périodes se confondent, et que la mort survient en dix-huit ou vingt-quatre heures. D'autres fois, au contraire, elle est beaucoup plus lente ; on l'a vue durer douze ou quinze jours, et se terminer spontanément par les seuls efforts de la nature. On attribue cette différence à la partie affectée, au tempérament du malade, et surtout à la quantité de virus qui a été absorbé.

Diagnostic. La pustule maligne a été prise quelquefois pour la piqûre de quelques insectes vénéneux, pour un furoncle, un anthrax, un érysipèle, etc. Le diagnostic est surtout difficile, lorsque la maladie est très-avancée et que le médecin ne peut obtenir des renseignements positifs, ni sur la manière dont elle se développe, ni sur les circonstances dans lesquelles le malade a pu se trouver ; circonstances qui sont d'autant plus utiles à savoir, que, dans un grand nombre de cas, elles suffisent pour lever le doute que l'on pourrait avoir.

Pronostic. La pustule maligne présente des différences qui sont relatives à la constitution, au tempérament et à la disposition particulière des individus, à la situation, au nombre et à la grandeur des pustules, enfin à la saison où elle se manifeste ; différences qui font singulièrement varier le pronostic.

On conçoit que cette maladie doit être moins fâcheuse lorsqu'elle affecte un individu robuste, que lorsqu'elle se développe chez un sujet d'une constitution faible ou détériorée par des causes quelconques. Les personnes d'un tempérament sanguin, toutes choses égales d'ailleurs, sont le moins dangereusement attaquées. Le tempérament bilieux favorise, pour ainsi dire, la marche funeste de la pustule maligne. Chez les individus de ce tempérament, elle fait beaucoup plus de progrès en surface qu'en profondeur ; elle est très-grave chez les lymphatiques, les scrophuleux, les scorbutiques. Chez les femmes enceintes, elle détermine souvent l'avortement, et devient fatale par l'affaiblissement qui résulte de la perte du sang et de la fatigue du travail de l'accouchement.

On a remarqué que la chaleur excessive et le froid rigoureux contribuent également à aggraver cette maladie ; mais la plus grave circonstance est celle qui est relative à sa situation. La pustule maligne est beaucoup plus fâcheuse lorsqu'elle a son siége au tronc, surtout à la face et au cou, que quand elle attaque un membre. Celle qui affecte les paupières est beaucoup plus dangereuse que celle qui survient aux autres parties de la face, car elle occasionne presque toujours l'engorgement de l'œil, des douleurs profondes dans l'intérieur du crâne, etc.; la cicatrice qui en résulte amène le renversement de la paupière, un larmoiement habituel et incurable. Celle qui attaque le cou est aussi très-dangereuse ; le gonflement énorme qui se développe peut comprimer les veines jugulaires, la trachée-artère, l'œsophage, et occasioner des congestions dans le cerveau et même la suffocation. Lorsqu'il existe plusieurs pustules, le pronostic est toujours fâcheux.

TERMINAISON. Dans quelques cas heureux, la pustule maligne se termine favorablement par les seuls efforts de la nature : alors le mal s'arrête, l'enflure diminue, le malade éprouve une douce chaleur, ses forces se raniment, un cercle rouge véritablement inflammatoire circonscrit les parties gangrenées, la suppuration s'établit, l'escarre se détache en lambeaux, et laisse voir tantôt des plaies superficielles qui guérissent promptement, tantôt, et c'est le plus souvent, des plaies profondes qui suppurent long-temps.

Cette maladie se termine le plus souvent par la mort, si on n'a pas apporté à temps des secours.

TRAITEMENT. Le but qu'on se propose dans le traitement de la pustule maligne étant de concentrer dans le plus petit espace toute la quantité du poison, afin de garantir les parties voisines de son action délétère, il faut mettre en usage tous les moyens qui peuvent contribuer à arriver à ce résultat. Ceux qu'on emploie à cet effet et avec le plus grand succès sont les *scarifications* et les *caustiques*. Nous devons signaler comme insuffisants et nuisibles, l'application des émollients et des relâchants, les topiques âcres et irritants, l'extirpation de la tumeur, moyen cruel et dangereux.

Les scarifications se font avec une lancette ou la pointe d'un bistouri. Leur utilité est de procurer la sortie des matières extravasées et croupissantes dans le tissu cellulaire, et de favoriser l'action des autres remèdes : pour cela, il est essentiel qu'elles ne soient ni trop superficielles, ni trop profondes ; elles doivent pénétrer jusqu'aux chairs encore intactes, mais pas au-delà. Les scarifications trop légères sont inutiles, parce qu'elles ne divisent pas l'escarre en entier, et les caustiques appliqués sur des parties mortes n'y ont aucune action. Les scarifications trop profondes ont l'inconvénient de causer inutilement beaucoup de douleur, de donner lieu à une hémorrhagie incommode, et de plus, elle semble favoriser la propagation du mal.

Les caustiques sont les moyens efficaces et véritablement curatifs; ils fixent, ils concentrent dans l'escarre le poison septique et le mettent hors d'état d'agir. Pour obtenir sûrement cet effet, il faut s'en servir avec méthode. Certains caustiques doivent être employés de préférence, tels sont le fer rouge (cautère actuel), le beurre d'antimoine, l'acide sulfurique, l'acide hydro-chlorique, la potasse caustique, etc. On doit proscrire comme nuisibles les préparations mercurielles, arsénicales, surtout à cause de l'absorption.

Il faut mettre beaucoup de circonspection dans l'emploi des caustiques, à cause de la difficulté que l'on éprouve à borner leur action ; la cautérisation par le fer rouge ne présente pas cet inconvénient. En se servant du cautère actuel, l'opérateur a la facilité de ne détruire que les parties qu'il ne peut pas conserver.

Mais il faut faire attention que le traitement varie selon l'époque de la maladie: ainsi, si on est appelé à la première période, on coupe l'ampoule, si le malade ne l'a pas crevée en se grattant; on essuie avec précaution la sérosité qui s'en écoule, et on applique sur le centre de la partie affectée un petit tampon de charpie préalablement imbibé de beurre d'antimoine, ou un des caustiques que nous avons conseillés; on l'entoure de charpie sèche que l'on maintient en couvrant le tout d'un emplâtre de diachylon gommé et d'un bandage convenable. On lève l'appareil au bout de cinq ou six heures, et on trouve une escarre dure, sèche, qui comprend toute l'épaisseur de la peau ; on panse avec un plumasseau de charpie couvert d'un digestif. Le lendemain, on examine attentivement l'état dans lequel se trouve la partie cautérisée ; s'il n'y a point de dureté, point d'auréole vésiculaire, point de phlyctènes, si le malade n'éprouve pas des douleurs vives, il est évident que le caustique a borné les progrès du mal. Alors il ne reste plus qu'à faciliter la chute de l'escarre, et lorsque celle-ci est tombée, on panse avec de la charpie sèche. Si, malgré l'application du caustique, la maladie continuait à se développer, il faudrait avoir recours de nouveau à la cautérisation, mais avec les précautions que nous allons faire connaître dans ce qui suit.

Lorsque la maladie a atteint sa deuxième période ou le commencement de la troisième, il faut faire des scarifications sur la tumeur, puis enlever avec des ciseaux les lambeaux gangrenés, afin de porter la cautérisation jusqu'aux parties saines. Cette indication remplie, on essuie avec des bourdonnets de charpie le fond des plaies, et immédiatement après, on y porte un bouton de fer rougi à blanc, qu'on y tient pendant un temps convenable ; si une première application n'est pas suffisante, on en fait une seconde et plus. Quand on emploie les caustiques liquides, on les porte dans le fond de la plaie et dans tout son contour, au moyen d'un petit pinceau de toile effilée ; on y place de petits bourdonnets de charpie trempés dans le même caustique, et on panse la plaie comme nous avons dit. Au bout de quelques heures on lève l'appareil et on panse la plaie avec un digestif animé, en ayant soin de faire des lotions avec un mélange d'eau et d'eau-de-vie. Si l'on est appelé vers la fin de la troisième période ou à la quatrième, lorsque la tumeur est plus large et plus profonde, l'engorgement considérable, l'escarre dure et compacte, il faut multiplier les scarifications et enlever tous les lambeaux de l'escarre qui empêcheraient l'action des caustiques. C'est ici surtout que les scarifications veulent être faites avec le plus grand ménagement. On doit bien se garder de les faire trop profondes, car on aurait une hémorrhagie abondante, qui non-seulement épuiserait le malade, mais encore empêcherait les autres remèdes d'agir. Du reste, on applique les caustiques comme nous avons indiqué. On recouvre la plaie avec de la charpie et des compresses trempées dans une décoction de quinquina camphré ; ces topiques sont nécessaires pour ranimer l'action vitale languissante, pour favoriser le développement d'une véritable inflammation et l'établissement de la suppuration.

On se bornera à des pansements simples, quand les parties gangrenées sont séparées des parties saines.

Voilà en quoi consiste le traitement de cette maladie tant qu'il ne se développe aucun des accidents généraux, indice de l'absorption du virus. Cependant s'il n'y a même point d'accidents généraux, il n'est pas mal de prescrire à l'intérieur quelques boissons acidulées. Mais encore lorsque les symptômes d'ataxie et d'adynamie surviennent, ces moyens sont insuffisants : alors il faut avoir recours au quinquina en décoction uni aux acides minéraux.

Si le malade a la langue blanche, la bouche pâteuse ; en un mot, s'il y a embarras gastrique, il faut administrer un ou deux grains de tartre stibié, si toutefois ce médicament n'est pas contre-indiqué par sa sécheresse, son aridité ou la rougeur de la langue. Il faut se garder de l'employer lorsqu'il y a diarrhée. Le régime doit être très-sévère : on ne permettra que des bouillons, l'eau de riz, d'orge, des panades. Les purgatifs ne conviennent pas dans le traitement de la pustule maligne ; leur usage pourrait occasioner une diarrhée colliquative, qui épuiserait le malade sans le soulager. Il en est de même des saignées qui ont été préconisées par quelques praticiens. MM. Enaux et Chaussier, ainsi que le professeur Boyer, les regardent comme essentiellement opposées à la nature du mal.

Moyens préservatifs. On ne saurait trop recommander aux personnes qui touchent des animaux affectés du *charbon*, de ne le faire qu'avec des précautions particulières. Il suffirait, pour se préserver de la pustule maligne, de se laver sur-le-champ, soit avec du vinaigre, de l'eau de chaux, de l'eau de savon, ou mieux encore avec une lessive de cendres ordinaire.

Mais, au lieu de cela, les habitants des campagnes se contentent d'essuyer leurs mains imprégnées du pus ou du sang de l'animal malade, et contractent, par leur négligence, une maladie qui les conduit souvent au tombeau.

FIN.

## SERMENT.

EN *présence des Maîtres de cette École, de mes chers Condisciples et devant l'effigie d'Hippocrate, je promets et je jure, au nom de l'Être Suprême, d'être fidèle aux lois de l'honneur et de la probité dans l'exercice de la Médecine. Je donnerai mes soins gratuits à l'indigent, et n'exigerai jamais un salaire au-dessus de mon travail. Admis dans l'intérieur des maisons, mes yeux ne verront pas ce qui s'y passe; ma langue taira les secrets qui me seront confiés; et mon état ne servira pas à corrompre les mœurs, ni à favoriser le crime. Respectueux et reconnaissant envers mes Maîtres, je rendrai à leurs enfants l'instruction que j'ai reçue de leurs pères.*

*Que les hommes m'accordent leur estime, si je suis fidèle à mes promesses! Que je sois couvert d'opprobres et méprisé de mes confrères, si j'y manque!*

## MATIÈRE DES EXAMENS.

1<sup>er</sup> *Examen.* Physique, Chimie, Botanique, Histoire naturelle des médicaments, Pharmacie.

2<sup>e</sup> *Examen.* Anatomie, Physiologie.

3<sup>e</sup> *Examen.* Pathologie externe et interne.

4<sup>e</sup> *Examen.* Matière médicale, Médecine légale, Hygiène, Thérapeutique.

5<sup>e</sup> *Examen.* Clinique interne et externe, Accouchements, épreuve écrite en latin, épreuve au lit du malade.

6<sup>e</sup> *et dernier Examen.* Présenter et soutenir une Thèse.

# Faculté de Médecine

## DE MONTPELLIER.

### PROFESSEURS.

MM. DUBRUEIL, Doyen.     *Anatomie.*
BROUSSONNET.     *Clinique médicale.*
LORDAT.     *Physiologie.*
DELILE, Président.     *Botanique.*
LALLEMAND.     *Clinique chirurgicale.*
CAIZERGUES.     *Clinique médicale.*
DUPORTAL.     *Chimie médicale.*
DUGES, *Examinateur.*     *Pathologie chirurgicale, Opérations et Appareils.*
DELMAS.     *Accouchements, Maladies des femmes et des enfants.*
GOLFIN.     *Thérapeutique et matière médicale.*
RIBES, *Suppléant.*     *Hygiène.*
RECH, *Examinateur.*     *Pathologie médicale.*
SERRE.     *Clinique chirurgicale.*
BERARD.     *Chimie générale et Toxicologie.*
RENÉ, *Examinateur.*     *Médecine légale.*
M. . . . . . . . . . . . . . .     *Pathologie et Thérapeutique générales.*

### PROFESSEUR HONORAIRE.

M. Aug.-Pyr. DE CANDOLLE.

### AGRÉGÉS EN EXERCICE.

MM. VIGUIER.        MM. FAGES.
KÜNHOHLTZ.        BATIGNE.
BERTIN.        POURCHÉ, *Suppléant.*
BROUSSONNET.        BERTRAND.
TOUCHY, *Examinateur.*        POUZIN.
DELMAS.        SAISSET, *Examinateur.*
VAILHÉ.        ESTOR.
BOURQUENOD.

---

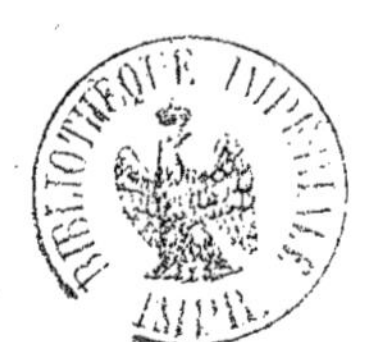

9 782019 950194